TRAITEMENT

DE

L'EMPHYSÈME PULMONAIRE

A CAUTERETS

TRAITEMENT

DE

L'EMPHYSÈME PULMONAIRE

A CAUTERETS

PAR

Le Dr Achille BOUYER

MÉDECIN EX-INSPECTEUR DES EAUX A CAUTERETS

Ancien interne des Hôpitaux de Paris,
Médaille d'or de l'Académie de Médecine (1893),
Membre titulaire de la Société de Médecine et de Chirurgie
de Bordeaux, etc.

PARIS | CAUTERETS
O. DOIN, LIBRAIRE-ÉDITEUR | LIBRAIRIE G. CAZAUX
8, place de l'Odéon, 8 | 2, place Saint-Martin, 2

1894

Extrait des *Bulletins et Mémoires de la Société de Médecine et de Chirurgie* et du *Journal de Médecine de Bordeaux*.

TRAITEMENT

DE

L'EMPHYSÈME PULMONAIRE

A CAUTERETS

———

L'emphysème pulmonaire est un état morbide que nous avons journellement l'occasion de traiter à Cauterets, soit qu'il se présente comme une affection principale (primitive), soit qu'il se trouve associé ou surajouté à une autre affection qui a pu provoquer ou hâter son développement. Dans ce dernier cas, l'emphysème est parfois défiguré ou modifié dans son allure par des troubles se rapportant aux lésions concomitantes; néanmoins, on retrouve presque toujours les caractères essentiels de cette affection qui est entrée définitivement dans le cadre nosologique, depuis les remarquables travaux de Laënnec.

On conçoit que l'emphysème ait pu être si long-temps confondu avec les affections dont il semble constituer parfois un épiphénomène ou plutôt un épi-sode, lorsqu'on voit combien il s'éloigne souvent du type classique et lorsqu'on songe à toutes les variétés cliniques ou anatomiques auxquelles il donne lieu. Que de différences, en effet, entre l'emphysème commun généralisé et l'emphysème des tuberculeux, l'emphysème compensateur ou vicariant, l'emphysème atrophique sénile et l'emphysème subaigu qu'on ren-contre principalement chez les enfants!

Nous aurons surtout en vue dans ce travail l'em-physème commun, plus ou moins généralisé, qui, par son association fréquente avec le catarrhe bronchique, forme un syndrome clinique très justiciable de nos eaux, lorsqu'il présente certaines conditions que nous allons chercher à préciser.

L'emphysème commun varie beaucoup lui-même, suivant les influences pathologiques qui ont présidé à son développement. Tantôt il s'est développé, sans cause apparente, d'une façon sourde, et ne s'est révélé au début que par une dyspnée progressive, et ce n'est que plus ou moins tardivement qu'il s'est compliqué d'un catarrhe bronchique qui est venu accélérer sa marche et modifier son expression symptomatique. Tantôt, au contraire, il s'est développé en même temps que le catarrhe, à la suite de poussées bronchitiques ou d'accès d'asthme, et son évolution a été plus ou moins rapide et pour ainsi dire saccadée.

Dans tous ces cas, le catarrhe imprime une physio-nomie variable à l'affection, suivant qu'il affecte la forme sèche ou humide. La forme sèche donne géné-ralement lieu à une dyspnée plus constante et paroxystique, tandis que la forme humide s'accompagne de rémissions plus marquées et fréquentes.

Parmi les emphysémateux bronchitiques, on trouve un certain nombre d'anciens asthmatiques qui ont vu peu à peu leurs accès d'asthme s'atténuer, se défigurer, sous l'influence du catarrhe progressif et du développement de l'ectasie vésiculaire. Cette forme d'emphysème, qui est caractérisée par une bronchorrhée s'accompagnant d'un certain degré de dilatation bronchique et par une dyspnée assez intense présentant des exacerbations nocturnes, est bien souvent compliquée de lésions cardiaques plus ou moins avancées.

Le mécanisme pathogénique de l'emphysème, qui a été l'objet de nombreuses discussions, a donné lieu à des théories beaucoup trop exclusives : les uns attribuant cette affection à une altération primitive très importante du tissu inter-alvéolaire, les autres la considérant comme un simple résultat mécanique dû à la pression exagérée de l'air contenu dans les vésicules pulmonaires, sous l'influence de la toux, de la dyspnée ou d'efforts inspiratoires et expiratoires.

Actuellement, la plupart des auteurs admettent que l'emphysème résulte le plus souvent du concours de causes efficientes mécaniques et de troubles trophiques se produisant dans le parenchyme pulmonaire, en vertu d'une prédisposition native ou à la suite d'une phlegmasie des organes respiratoires. Ces troubles trophiques peuvent se borner à produire une diminution de résistance des fibres élastiques, mais ils peuvent aussi amener une véritable dégénérescence du tissu inter-alvéolaire analogue à la cirrhose.

Ainsi que les phénomènes de bronchite qui accompagnent l'emphysème, ils sont souvent sous la dépendance d'un état constitutionnel ou diathésique. Il n'est pas rare, en effet, d'observer, chez les emphysémateux, une sorte de balancement organique entre les phénomènes de dyspnée et des poussées arthritiques ou herpétiques. Du reste, les rapports de l'emphysème avec les principales diathèses ont été signalés depuis longtemps par un bon nombre de médecins. Trousseau et Duclos (de Tours) ont beaucoup insisté sur la fréquence de cette affection chez les herpétiques. D'autres auteurs, comme Guéneau de Mussy et Durand-Fardel, ont démontré l'influence de la goutte et du rhumatisme sur sa genèse. Nous avons observé nous-même deux cas de guérison d'emphysème chez des enfants issus de parents goutteux, qui tendent à prouver que cette affection peut être considérée parfois comme une manifestation précoce de goutte.

L'emphysème se développe généralement d'une façon lente; ce n'est qu'exceptionnellement qu'on le voit se développer assez rapidement à la suite d'une inflammation des organes respiratoires ayant amené une diminution de résistance des fibres élastiques du parenchyme pulmonaire chez des gens exposés par leur profession à se livrer à des efforts répétés. On peut s'expliquer ainsi le cas d'un musicien de régiment, cité par Herz, qui fut pris pour ainsi dire subitement d'emphysème, à la suite d'une pneumonie, lorsqu'il se remit à jouer du cornet à piston. On s'explique également la production de l'emphysème des tuberculeux et de l'emphysème supplémentaire, par l'action combinée des troubles nutritifs du poumon et de l'augmentation de pression inspiratoire des vésicules pulmonaires.

En dehors de ces cas spéciaux, l'emphysème est une affection à évolution lente et graduelle qui ne présente de gravité que par les désordres et les complications qu'elle entraîne à la longue. De là, la tendance d'un grand nombre de médecins à négliger cette affection et à la considérer comme une infirmité à peu près incurable. Nous croyons que cette assertion est trop absolue et ne s'applique qu'aux cas invétérés et compliqués. Il est certain que lorsque les vésicules sont le siège d'une distension exagérée, lorsque le tissu inter-alvéolaire a subi des altérations de texture et lorsque les canaux bronchiques sont plus ou moins relâchés ou dilatés, on ne peut pas espérer faire revenir les poumons à leur état anatomique normal. Néanmoins, nous voyons que nos eaux interviennent utilement dans un grand nombre de cas pour produire sinon une guérison, du moins un soulagement et souvent une amélioration durable. C'est en amendant le catarrhe bronchique, en désobstruant les bronches ainsi que les vésicules pulmonaires et en remédiant à la disposition fluxionnaire de la muqueuse, que nos eaux parviennent à enrayer l'emphysème dans sa marche graduelle. Elles peuvent ainsi prévenir ou combattre les suites presque inséparables de cette affection : troubles circulatoires, hypertrophie et dilatation du cœur droit, bronchorrhée, asthme secondaire.

Elles peuvent également prévenir le développement de la tuberculose pulmonaire, qui profite quelquefois de l'influence de l'affaiblissement progressif résultant de l'insuffisance de l'hématose et de l'abondance de l'expectoration.

Les résultats qu'on peut attendre de la cure thermale sont variables et plus ou moins complets, suivant l'âge du sujet, l'ancienneté de l'affection ou plutôt le degré de sa lésion, ses conditions pathogéniques et ses complications.

Chez l'enfant, l'emphysème est susceptible de guérir à peu près complètement lorsqu'il est traité à une époque assez rapprochée de son début et lorsqu'il s'est développé assez vite, à la suite d'une coqueluche violente ou de crises de bronchite sibilante spasmodique ou même de véritables crises d'asthme liées à une affection arthritique ou herpétique. Dans tous ces cas, les eaux peuvent agir favorablement sur l'affection diathésique et enrayer le développement de l'emphysème en amendant le spasme bronchique et l'hyperémie de la muqueuse. On s'explique ce résultat, lorsqu'on songe que les troubles fonctionnels précèdent la lésion organique et que celle-ci ne devient permanente que tardivement chez les enfants, alors que l'affection a altéré la structure de l'organe par des attaques longues et répétées.

Chez l'adulte, les cas de guérison deviennent plus rares. Nos eaux peuvent cependant triompher d'un emphysème commençant ou enrayer complètement la tendance à l'emphysème qu'on rencontre principalement chez des arthritiques sujets à des poussées fréquentes de bronchite spasmodique, donnant lieu à des sibilances et parfois à des crises d'emphysème subaigu et temporaire.

A part ces cas malheureusement trop rares aux eaux, nous avons généralement affaire à des emphysèmes définitifs, dont la lésion plus ou moins accentuée s'accompagne d'une inflammation bronchique persistante, tantôt sèche, tantôt humide.

Bien que nos eaux modifient plus rapidement le catarrhe humide, nous les voyons exercer une action plus profonde et plus durable dans certains cas d'emphysème associé au catarrhe sec, lorsque l'affection n'est pas trop ancienne. Elles amènent souvent une amélioration considérable dans certaines formes sèches, lorsque la dyspnée n'est pas en rapport avec le degré de la lésion et qu'elle présente des paroxysmes dus à des spasmes bronchiques, ainsi qu'à la présence de sécrétions visqueuses et adhérentes dans les dernières ramifications bronchiques.

D'une façon générale, on peut dire que nos eaux conviennent à la plupart des emphysèmes bronchitiques; mais elles sont plus spécialement indiquées toutes les fois que l'emphysème s'est développé sous l'influence d'une diathèse arthritique ou herpétique, avec le concours actif de poussées bronchitiques ou d'accès d'asthme. Elles agissent, au contraire, avec moins d'efficacité dans les cas d'emphysème dits *essentiels,* qui ne se sont compliqués que tardivement d'un catarrhe bronchique ou d'un asthme secondaire.

Le résultat définitif dépend beaucoup de l'étendue et du degré de la lésion emphysémateuse. Il est certain qu'on peut espérer un résultat satisfaisant toutes les fois que l'affection n'a pas encore envahi la totalité des poumons et que la capacité respiratoire, constatée à l'aide du spiromètre, subit des variations notables dans le cours du traitement. Par contre, on ne peut compter que sur une amélioration très limitée toutes les fois que le spiromètre accuse une diminution considérable dans la capacité vitale des poumons, et plus spécialement dans tous les cas où le chiffre qui la représente normalement est abaissé de 50 à 60 %.

Lorsque l'emphysème a remplacé un asthme ancien, les eaux peuvent intervenir utilement pour atténuer la bronchorrhée et les crises dyspnéiques si le muscle cardiaque est encore en état de lutter contre la dilatation progressive de ses cavités droites.

Comme on le voit, les eaux peuvent remplir des indications prophylactiques et des indications curatives. Mais ces deux ordres d'indications, qui se confondent dans l'application du traitement, se rapportent surtout aux complications bronchiques plutôt qu'à l'affection elle-même. Cependant, la médication dirigée contre le catarrhe agit indirectement sur les lésions de l'emphysème. Grâce, en effet, à son action excitante générale jointe à son action élective spéciale, elle tend à réveiller la tonicité des fibres élastiques du poumon et à rendre aux muscles lisses des bronches une partie de leur contractilité qui leur permet d'expulser avec plus d'énergie l'air et les mucosités contenus dans les dernières ramifications bronchiques.

Les principales contre-indications à l'emploi des eaux se déduisent de l'état du sujet, de l'ancienneté et du degré de la lésion emphysémateuse et aussi de certaines complications.

Elles sont contre-indiquées lorsque l'emphysème, développé chez des sujets nerveux, irritables, est accompagné d'un certain degré d'éréthisme qui ne supporte pas la moindre excitation thermale.

Elles doivent être proscrites chez les vieillards, non seulement dans les formes atrophiques ou scléreuses, mais encore dans tous les cas où l'affection est généralisée et compliquée d'une bronchorrhée intense et ancienne.

Elles ne peuvent être d'aucune utilité dans les cas rares d'emphysème développés brusquement et dans lesquels l'intensité de la dyspnée peut être attribuée à la rupture de fibres élastiques du parenchyme pulmonaire.

La complication de certaines lésions cardiaques (hypertrophie et dilatation légère du cœur droit) ne constitue pas une contre-indication à l'emploi de nos eaux ; mais elle exige une grande surveillance et une modération relative dans l'administration du traitement thermal. Il va sans dire qu'elles doivent être proscrites dans la période cardiaque de l'emphysème, lorsque la dilatation du cœur droit a amené une insuffisance de la valvule tricuspide, des troubles circulatoires périphériques et une tendance à l'asystolie.

La médication thermale est également contre-indiquée d'une façon absolue dans tous les cas où l'emphysème et la bronchite ont été provoqués par une maladie du cœur et toutes les fois que cette affection est liée à l'existence d'une artério-sclérose primitive ou consécutive des gros vaisseaux.

En somme, nous pouvons dire que nos eaux sont aptes à produire une action complexe et vraiment efficace dans le traitement de l'emphysème. En effet, nous observons souvent de véritables transformations dans l'état de nos malades sous l'influence de plusieurs cures successives. Dès la première saison, nous voyons les phénomènes de bronchite et de congestion pulmonaire s'atténuer, la dyspnée devenir moins intense et perdre son caractère paroxystique. Cette amélioration se traduit non seulement par l'amendement des troubles objectifs, toux, dyspnée, expectoration, mais encore par des modifications importantes des signes sthétoscopiques : le murmure vésiculaire se perçoit dans des points où il était très affaibli ou à peu près nul ; il devient moins rude dans d'autres points ; l'inspiration paraît plus profonde, moins humée et l'expiration moins pénible; les râles ronflants et sibilants, moins rapprochés et plus humides, ne rappellent plus le *bruit de tempête;* les râles sous-crépitants, ordinairement très nombreux au niveau des bases, sont moins confluents et quelquefois très disséminés.

Cette amélioration est loin d'être passagère; elle s'accentue le plus souvent après la cessation du traitement. Aussi, les malades passent généralement l'hiver dans de meilleures conditions. Ils sont moins sujets à ces poussées de bronchite accompagnées de crises de dyspnée qui les obligeaient à garder la chambre pendant de longues semaines. Devenus moins impressionnables aux variations atmosphériques, ils peuvent sortir plus régulièrement et lutter avec avantage contre la tendance à l'embonpoint. Grâce aux meilleures conditions de l'hématose, ils voient leur état général s'améliorer progressivement et d'une façon notable. Nous pourrions, du reste, citer un bon nombre d'observations d'emphysémateux qui, après avoir suivi plusieurs cures successives à Cauterets, ont retrouvé un état de santé relative, qui leur a permis de reprendre la vie commune, alors qu'ils voyaient chaque année leur état s'aggraver par suite de la persistance de la bronchite ou de crises d'asthme.

A côté de ces résultats, nous devons mentionner ceux qui sont fréquemment obtenus chez des chevaux atteints de pousse emphysémateuse qu'on envoie, chaque année, à Cauterets pour faire usage de l'eau de la Raillère ou de César, en boisson. Les vétérinaires du haras de Tarbes et ceux de la région ont cité de nombreux cas de grande amélioration ou même de guérison de bronchite chronique et d'emphysème amenés par l'emploi de ces eaux.

TRAITEMENT.

Le traitement thermal de l'emphysème comprend la série des moyens employés dans la cure du catarrhe bronchique : boissons, humages, douches, bains et demi-bains.

L'administration des eaux en *boisson* constitue la partie la plus essentielle du traitement des affections catarrhales. C'est, en effet, de leur absorption par les voies digestives que résultent les modifications les plus rapides et les plus complètes des principales fonctions de l'économie, le relèvement de l'état général et la production de réactions salutaires du côté des organes malades. Mais c'est plus spécialement du côté de l'appareil respiratoire que se manifeste l'action élective de nos principales sources. Celle-ci se traduit, suivant les conditions d'excitabilité des tissus malades, soit par un mouvement fluxionnaire périphérique plus ou moins intense de la muqueuse respiratoire, soit par une simple action anti-catarrhale analogue à celle que produisent les médicaments béchiques ou expectorants.

Cette action élective spéciale, qui est une des propriétés caractéristiques de nos eaux employées en boisson, peut être modifiée dans son expression par les autres modes de traitement. Elle peut être favorisée par l'application locale de l'eau sulfureuse (humages ou pulvérisations), tandis qu'elle est susceptible d'être atténuée par le traitement externe (bains ou douches). Il appartient donc au médecin de diriger et de modifier le traitement suivant les indications et les effets obtenus, de façon à régler cette action pathogénétique et à l'empêcher dans quelques cas de se transformer en une excitation inflammatoire. Lorsqu'elle est maintenue dans certaines limites, elle est presque toujours suivie d'effets résolutifs favorables.

Il est bon d'ajouter que cette action élective ne se borne pas à des effets immédiats de stimulation de la circulation capillaire et de l'innervation des muqueuses. Elle produit des effets plus profonds qui se lient à la suractivité vitale qu'elle imprime aux éléments anatomiques du poumon. Ce sont ces modifications apportées à la vitalité et aux phénomènes intimes de la nutrition qui peuvent augmenter la résistance des tissus inter-alvéolaires et leur permettre de lutter contre les causes efficientes, mécaniques, et aussi de réagir favorablement contre le travail morbide (congestion, inflammation, exsudats) dont ils sont le siège.

Les sources que nous prescrivons en boisson sont : César, la Raillère et Mauhourat. Chacune d'elles peut répondre à des indications spéciales.

La source de César convient aux emphysémateux bronchitiques qui présentent les signes d'une inflammation catarrhale ancienne caractérisée par des sécrétions abondantes, par des phénomènes d'atonie et compliquée ou non d'accès d'asthme humide.

Elle est plus spécialement indiquée dans tous les cas d'emphysème catarrhal développé chez des lymphatiques ou des scrofuleux, c'est à dire chez des sujets qui peuvent supporter un certain degré d'excitation, soit générale, soit locale. Son emploi doit toujours être écarté dans les inflammations sèches et toutes les fois que la maladie locale présente des signes d'éréthisme nerveux ou inflammatoire et aussi dans tous les cas compliqués d'accidents névropathiques ou de troubles circulatoires.

L'eau de la Raillère, qui est moins chaude et moins excitante que sa congénère, peut s'appliquer à un plus grand nombre de cas. Elle agit efficacement sur la plupart des emphysèmes bronchitiques liés à l'arthritisme ou à l'herpétisme affectant soit la forme sèche, soit la forme humide. Elle est appliquée avec avantage pour résoudre des engorgements pulmonaires ou même des reliquats de pleurésie ou de pleuropneumonie qui compliquent parfois l'emphysème bronchitique.

L'eau de Mauhourat, que nous administrons conjointement avec l'eau de la Raillère, jouit de propriétés spéciales qui viennent compléter l'action de cette dernière source.

Par son action diurétique et dérivative, elle intervient utilement pour atténuer les phénomènes d'excitation locale produits par la Raillère du côté des voies respiratoires et aussi pour favoriser l'élimination de l'acide urique qui se trouve en excès chez les arthritiques et même chez la plupart des emphysémateux, par suite de la combustion incomplète des produits azotés.

Après la boisson, la *douche* chaude constitue le moyen le plus usité et le plus efficace dans le traitement de l'emphysème. La douche que nous prescrivons le plus souvent consiste dans l'application d'un jet tempéré brisé ou d'une pluie tempérée sur la périphérie du corps, combinée avec l'emploi d'un jet à température croissante de 37° à 42° C. dirigé sur les extrémités inférieures.

Cette douche est destinée non seulement à produire une action révulsive énergique, mais encore à placer le malade dans une atmosphère sulfureuse, c'est à dire imprégnée d'une grande quantité de vapeurs d'eau, de gaz sulfhydrique et de poussière aqueuse (la plus grande partie à l'état vésiculaire) contenant une petite quantité de principes minéralisateurs, à lui faire subir, en un mot, une inhalation toute spéciale. Cette inhalation diminue la sécheresse des muqueuses, facilite l'expectoration et calme la dyspnée. Elle est, en général, mieux supportée par les emphysémateux et les asthmatiques que celle qui se pratique dans les salles de humage. Cela tient probablement au mélange plus intime de l'air avec les vapeurs sulfureuses et l'eau en nature pulvérisée sous l'influence du choc de la douche et aussi à l'action révulsive concomitante.

Il ne faut pas oublier que la douche chaude produit, outre la révulsion, une excitation générale qui se traduit immédiatement par une accélération de la circulation, une élévation de la température centrale et quelquefois par des troubles nerveux. Aussi, doit-elle être proscrite dans tous les cas compliqués de troubles circulatoires ou de troubles névropathiques.

La douche révulsive doit avoir une durée très courte, de cinq à huit minutes au plus, pour ne pas amener une réaction trop vive et des phénomènes d'excitation générale trop prononcés.

Le *humage* est employé à titre de médication topique pour modifier la muqueuse des voies respiratoires par le contact des vapeurs sulfureuses. Les premiers effets se traduisent par des modifications favorables de la toux et de la dyspnée, c'est à dire par une action émolliente et sédative amenant une véritable détente sur les deux principaux éléments morbides du catarrhe bronchique : le spasme et l'élément congestif ou inflammatoire.

Le humage contribuant à la pénétration du principe sulfureux dans l'économie, on peut dire qu'il tend à renforcer l'action élective des eaux en boisson sur la muqueuse respiratoire. Il ne faut pas oublier que cette action élective peut se transformer en une véritable action excitante locale et déterminer dans certains cas, soit un redoublement de dyspnée, soit une augmentation de congestion ou d'inflammation bronchique. Aussi, doit-on régler l'emploi du humage au point de vue de la durée des séances et de la quantité de vapeurs, suivant les cas et les effets obtenus.

Il doit être interdit aux malades doués d'une excitabilité exagérée de la muqueuse respiratoire et d'une disposition particulière aux fluxions hémorragiques ou aux recrudescences inflammatoires.

L'administration du humage est presque toujours suivie d'un bain de jambes à eau courante, destiné à atténuer, par une action révulsive, la tendance fluxionnaire que détermine parfois ce moyen de traitement.

Le humage ainsi que la douche révulsive sont administrés plus spécialement dans les deux établissements alimentés par la source de César : Thermes et Néothermes. Cette source est, du reste, celle qui, par sa haute thermalité, son degré de sulfuration et sa grande abondance, se prête le mieux à ces deux modes d'application des eaux.

Le *bain* est généralement moins bien supporté que la douche par la plupart des emphysémateux. Il peut cependant être utilement appliqué dans certains cas, lorsque les phénomènes de catarrhe et d'oppression ont été améliorés par le traitement, pour combattre l'état dyscrasique, en régularisant les fonctions sécrétoires de la peau et en produisant du côté de cet organe une action périphérique révulsive susceptible de provoquer des manifestations diathésiques extérieures.

L'immersion dans l'eau détermine souvent, chez les emphysémateux, une sensation de compression plus ou moins douloureuse, des quintes de toux, une accélération et une gêne des mouvements respiratoires, des palpitations de cœur, etc.

C'est pour éviter ces troubles, provoqués par le refoulement des liquides circulatoires de la périphérie vers les organes internes, que nous substituons le *demi-bain* au bain dans bien des cas. Ce mode balnéaire a l'avantage de provoquer, sur la moitié inférieure du corps, une révulsion douce, sans mélange d'excitation vive. Cette révulsion, qui s'accompagne d'une sensation de bien-être général, a pour effet d'activer sans secousse la circulation, de calmer la dyspnée et de concourir efficacement à la résolution des inflammations bronchiques.

Le demi-bain peut aussi être substitué à la douche toutes les fois que l'affection se complique d'une hypertrophie cardiaque ou d'une tendance à l'irritabilité nerveuse, en un mot, dans tous les cas où l'on redoute la moindre action excitante et perturbatrice.

Le demi-bain doit avoir généralement une température plus élevée que celle du bain, de 35° à 38° C.; sa durée varie de quinze à trente minutes.

Dans la prescription des bains ou demi-bains, c'est à la Raillère et à César que nous recourons le plus souvent. Nous savons que ces deux sources, qui produisent des phénomènes d'excitation générale et locale très différents comme forme et comme intensité, peuvent répondre à des indications distinctes. Aussi, devons-nous nous baser pour le choix de ces sources, dans leur administration en bains aussi bien qu'en boisson, sur le degré d'excitabilité du malade et de ses lésions, ainsi que sur ses conditions constitutionnelles ou diathésiques.

Outre les divers moyens de traitement que nous venons de passer en revue, on emploie fréquemment la douche ou irrigation nasale pour modifier un coryza ancien qui a pu être le point de départ du processus morbide, qui a provoqué le développement de l'emphysème, soit par action réflexe, soit par l'extension de l'inflammation dans les voies respiratoires.

L'emphysème bronchitique exige ordinairement des traitements assez longs (25 à 30 jours) et souvent plusieurs cures successives.

Il est bon de faire remarquer qu'un grand nombre d'emphysémateux éprouvent à leur arrivée, sous l'influence du changement brusque de climat et surtout d'altitude, une recrudescence de dyspnée plus ou moins intense, qui ne tarde pas à s'amender au bout de quelques jours. Généralement, la dyspnée se modifie favorablement à mesure que les phénomènes de catarrhe s'améliorent sous l'action du traitement. Cependant, il n'est pas rare d'observer dans le cours de la cure une augmentation de dyspnée, sans qu'on puisse constater la moindre recrudescence d'inflammation catarrhale. Ce phénomène est dû bien souvent à une excitation du système nerveux central amenée par l'application répétée de la douche révulsive. Il suffit, en effet, dans ces cas, de mettre quelques interruptions dans l'emploi de ce moyen pour voir cesser ces crises de dyspnée de nature nerveuse.

Quant aux recrudescences de congestion ou d'inflammation catarrhale, elles peuvent être facilement maîtrisées et même évitées, lorsque le traitement est opportunément et progressivement appliqué.

Nous ne pouvons terminer cette étude sans dire quelques mots des conditions climatériques de la station et de la part d'influence qui leur revient dans les résultats du traitement de l'emphysème bronchitique. Comme tous les climats des hautes vallées, celui de Cauterets présente quelques inconvénients, tels que des abaissements subits de température, des pluies d'orage plus ou moins fréquentes et des brouillards sur les hauteurs voisines, à la suite des journées chaudes et pluvieuses. A côté de ces inconvénients, il est bon de faire ressortir les avantages qui résultent de l'altitude considérable de la station (930 mètres), de sa situation dans une vallée qui ne présente que des ouvertures étroites et sinueuses au nord et au sud, d'où une protection parfaite contre la violence des vents généraux par une ceinture de pics élevés.

Cette absence relative de vents, jointe à l'influence de l'altitude et à un état hygrométrique de l'air assez constant (82° à l'hygromètre de Saussure, en moyenne), donnent à l'atmosphère de la station des qualités toniques et sédatives qui se traduisent par une activité plus grande des fonctions digestives et assimilatrices, et aussi par une action favorable sur le système nerveux tendant à amener le retour du sommeil, ainsi que la diminution graduelle de l'éréthisme nerveux et circulatoire.

L'altitude joue un rôle important dans cette action climatérique. Outre la stimulation physiologique qu'elle imprime aux fonctions de nutrition, elle a pour effet d'activer la circulation capillaire, de favoriser le mouvement d'expansion périphérique vers la peau et de contribuer ainsi à la décongestion des organes respiratoires. Elle détermine une plus grande fréquence de la respiration qui se traduit d'abord, chez les emphysémateux, par une recrudescence plus ou moins marquée de dyspnée. Ces troubles s'atténuent ensuite progressivement sous l'influence de cette atmosphère tempérante et essentiellement vivifiante, pour faire place à des phénomènes de sédation et même de régularisation des mouvements inspiratoires et expiratoires tendant à accroître l'ampliation pulmonaire. Aussi voyons-nous quelquefois des emphysémateux, qui étaient tourmentés à leur arrivée par la soif d'air, accuser au bout de quelques jours une sorte de bien-être respiratoire et chercher un nouveau soulagement à leur dyspnée dans la gymnastique des muscles de la respiration que déterminent les ascensions ou les excursions de montagnes.

Comme on le voit, les conditions atmosphériques de la station peuvent améliorer les fonctions de l'hématose et contribuer ainsi au relèvement de l'état général. Aussi peut-on dire qu'elles constituent un modificateur puissant, susceptible de seconder ou de favoriser l'action du traitement thermal chez un grand nombre d'emphysémateux bronchitiques.

Conclusions.

En résumé : les eaux de Cauterets sont journellement appliquées avec avantage au traitement de l'emphysème bronchitique.

Elles peuvent combattre avec succès l'emphysème subaigu assez fréquent chez les enfants et prévenir le développement d'un emphysème chez les arthritiques sujets à des poussées de bronchite sibilante s'accompagnant d'accès dyspnéiques.

Dans l'emphysème définitif, elles produisent une amélioration plus ou moins grande et durable, suivant les cas.

C'est en amendant le catarrhe bronchique, en désobstruant les bronches ainsi que les vésicules pulmonaires et en remédiant à la disposition fluxionnaire de la muqueuse qu'elles peuvent enrayer l'emphysème dans sa marche graduelle et prévenir ou combattre ses complications habituelles.

Elles sont plus spécialement indiquées toutes les fois que l'emphysème s'est développé sous l'influence d'une diathèse arthritique ou herpétique, avec le concours actif de poussées bronchitiques ou d'accès d'asthme catarrhal.

Si les eaux semblent modifier plus rapidement les catarrhes humides, par contre, on les voit exercer une action plus complète dans certaines formes sèches caractérisées par une dyspnée paroxystique liée à des spasmes bronchiques et à la présence de sécrétions visqueuses et adhérentes dans les dernières ramifications bronchiques.

Elles n'ont qu'une action très limitée dans les cas d'emphysème dits *essentiels*.

Les contre-indications se déduisent plutôt de l'état du muscle du cœur que des lésions de cet organe.

L'âge du malade, la bronchorrhée, l'ancienneté, l'étendue et le degré de l'ectasie vésiculaire peuvent aussi devenir le sujet de contre-indications.

Le traitement thermal dirigé contre le catarrhe bronchique exerce une certaine action sur les lésions emphysémateuses et sur les troubles nutritifs du parenchyme pulmonaire d'origine diathésique qui ont favorisé leur développement.

La boisson, le humage et la douche révulsive forment la base du traitement.

L'efficacité de la médication se révèle non seulement par l'atténuation des phénomènes de bronchite et de dyspnée, mais encore par des modifications favorables de l'état général résultant de l'amélioration des fonctions respiratoire et circulatoire.

Les conditions atmosphériques de la station constituent un précieux adjuvant de la cure thermale.

Bordeaux. — Imp. G. GOUNOUILHOU, 11, rue Guiraude.